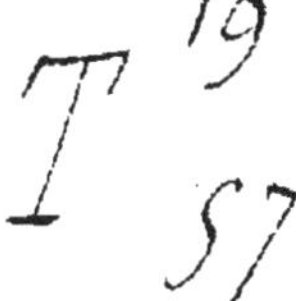

4.

DE LA MÉDECINE

CONSIDÉRÉE POLITIQUEMENT,

Par A. BACHER,

Médecin de la faculté de Paris.

Fructidor, an 3.

La science qui instruit et la médecine qui guérit, sont fort bonnes sans doute; mais la science qui trompe et la médecine qui tue, sont mauvaises : apprenez-nous donc à les distinguer; voilà le nœud de la question. J. J. ROUSSEAU.

A PARIS,

Chez Madame HUZARD, Libraire, rue de l'Éperon, No. 11, faubourg Germain.

AN XI.

Etat actuel des connoissances en médecine.

Réformation des abus.

Enseignement de la médecine.

Perfectionnement des médecins et de la médecine.

Surveillance sur les moyens de salubrité générale et sur ceux à employer dans les épidémies, ainsi que dans les cas d'accidens imprévus.

Service des hôpitaux.

Corollaires.

Etat actuel des connoissances en médecine.

La médecine possède des connoissances assez exactes pour, avec des succès non équivoques, traiter la plupart des maladies aigues, et même quelques maladies chroniques.

Elle peut aussi écarter la contagion des hôpitaux, des prisons, des vaisseaux, des armées.

Les succès de l'inoculation de la petite vérole sont constatés par des expériences décisives (*).

La médecine sait porter des secours dans

(*) Le *Secret* des SUTTONS, ainsi que celui des autres inoculateurs, à qui il convient d'en avoir un, est le même. Il consiste dans le prestige; il consiste uniquement dans l'intention ou dans la persuasion de l'homme intéressé à faire accroire qu'il a un secret.

Ce Mémoire date de l'an 3, et ce n'a été qu'en l'an 8, que les médecins Français firent les premiers essais pour s'assurer que l'action du *virus vaccin*, employé comme le *virus variolique*, préserve de la petite vérole.

L'expérience apprend, que le *virus vaccin* doit être employé de préférence : car la maladie qu'il donne, n'est pas contagieuse comme l'est celle qui suit l'inoculation du *virus variolique*, et elle n'est ni aussi longue, ni aussi pénible.

des accidens occasionnés par les empoisonnemens, par les brûlures, par les blessures, par les commotions, par les émanations méphitiques, par la submersion, par d'autres causes d'asphyxie.

Et la médecine peut favoriser le développement des organes, diminuer les vices de conformation, ou du moins en retarder les progrès et les affections qu'ils déterminent. La médecine peut même modifier les facultés intellectuelles et agir sur les intentions : mais elle ne peut, par elle seule, opérer de tels effets que chez quelques individus. Pour procurer de si grands avantages à un grand nombre d'hommes, elle a besoin du concours du gouvernement. Ce n'est non plus que par cette intervention, qu'elle pourra communiquer au public des renseignemens propres à dissiper les préjugés qui l'empêchent, soit de se préserver de maladies, soit d'en guérir.

La médecine est moins éclairée dans le traitement des maladies chroniques. Dans les maladies chroniques, la nature ne peut plus exprimer franchement son intention ; il est donc difficile de se décider, en connaissance de causes, sur le choix des moyens de la secourir : cependant si nous suivons la bonne méthode de perfectionner la médecine en général, nous deviendrons plus habiles à reconnoître le caractère des affections chroniques, à distinguer leurs degrés et à saisir les indications qu'elles présentent dans leurs différens périodes. Ce sera ainsi que nous parviendrons à en guérir un plus grand nombre, et qu'en même tems nous apprendrons à nous abstenir des moyens dont les uns ne feroient qu'ajouter au tourment des malades, et dont les autres en ajoutant à la gravité des causes de la maladie, la rendroient incurable.

Réformation des abus.

On n'achetera plus des charges de médecins *sans quartier* ou *par quartier* (*), les uns et les autres, *conseillers du roi.*

On n'achetera plus des charges de hâteurs du rot et de chefs du gobelet, qui étoient aussi *conseillers du roi.*

Et mêmement, la qualification *roi de France* étant supprimée, nous sommes privés d'un remède qui guérissoit miraculeusement les écrouelles (**).

(*) *Voyez* les *Almanachs royaux.*

(**) Avec les paroles : *Le roi te touche, Dieu te*

Mais nous avons toujours des *officiers de santé*, qui guérissent de toutes les maladies, et avec quoi? Avec des *remèdes secrets*.

REMÈDES SECRETS! Oui, messieurs, *remèdes secrets*. Il n'y avoit sans doute pas assez d'obscurité et de danger en affaires de maladies, il falloit y introduire une chose inconnue et dangereuse de plus : les *remèdes secrets*.

Le sarcasme, quand il s'agit de la vie des hommes, est, dites-vous, révoltant. — Messieurs, faites mieux; persuadez-vous et convenez que *tout mal vient d'ânerie* (*).

Sans *ânerie* point de *remèdes secrets*, point de *miracles* en médecine.

Un *remède secret* est un mal : car, ou ce remède est salutaire, et dans ce cas, il ne sauroit être trop connu des médecins et des malades; ou il est dangereux, et dès lors, il faut le proscrire.

J'ai indiqué dans un Mémoire publié, en 1785, sous le titre *Des Secrets en médecine*, tous les procédés pour obtenir la publicité des

---

guérisse. Les rois d'Angleterre emploient avec un égal succès le même spécifique contre le mal caduc. *Voyez* Freind, *hist. med.* n°. 6, pages 357 et 358. *Parisiis*, 1725.

(*) LAFONTAINE.

remèdes secrets qui seroient salutaires, et pour empêcher le débit des autres.

Mais comment paralyser les charlatans qui se produisent sous les auspices de leurs brochures?

Si un visionnaire ou un fripon peut, en abusant de la liberté de la presse, faire des dupes, la presse elle-même doit être le correctif d'un tel abus. Une critique prompte, le *ridiculum acri*, répandu dans les feuilles publiques, est l'antidote par excellence. Il appartient à un gouvernement sage de l'employer contre des pipeurs qui, sous un prétexte de médecine, font circuler leurs impostures.

Des abus émanoient des universités elles-mêmes. Empêchons qu'il ne s'en glisse dans le nouvel institut enseignant, et flattons-nous qu'enfin la médecine acquerra la perfection à laquelle elle aspire.

La destinée vient de placer les Français dans les circonstances les plus graves, mais qui les détermineront à s'affranchir de tous les préjugés humilians et dangereux (*), conséquemment à en appeler à la PLEINE RAI-

(*) Ce Mémoire date de l'an 3.

SON, en tout ce qui les intéresse essentiellement.

Enseignement de la médecine.

Le meilleur institut sera celui où l'élève pourra vérifier les notions anatomiques le scalpel à la main, et où de l'étude de la matière animale, il pourra passer à celle de la matière animée; observer, poursuivre les phénomènes qu'elle présente depuis la formation des premiers linéamens de l'embryon jusqu'à l'âge le plus avancé; où en acquérant ces connoissances, il parviendra le plus promptement à s'affranchir de tout préjugé, et à comprendre en quoi consiste chez l'homme cette énergie appelée *nature*.

Le meilleur institut sera celui où, après s'être fait une idée vraie et de la vie elle-même et de ses causes et de ses résultats, l'élève en médecine se convaincra pour toujours que ce ne sera qu'en persévérant à se rendre habile dans l'art d'observer, qu'il deviendra enfin habile dans celui de guérir, habile à juger les maladies, à prévoir l'événement, à écarter les choses nuisibles et à faire les applications les plus heureuses des lois organiques, chimiques et mécaniques, c'est-à-dire, de toutes les ressources de l'art.

Disons tout en peu de mots; le succès dépend d'une instruction simultanément théorique et pratique. Sans une telle instruction, il n'y auroit en médecine que des savans assez maladroits pour être à-peu-près inutiles, ou des empiriques à fuir comme des hommes sans principes et trop entreprenans.

Mais pour obtenir de l'enseignement en médecine tous les avantages qu'il promet, il importe de résoudre cette question : *tout enseignement doit-il être gratuit?*

Les principes républicains commandent des déterminations qui soient les plus avantageuses à tous les associés au pacte social. Ainsi il s'agit moins de savoir si l'enseignement gratuit sera avantageux à tel ou à tel individu, que de savoir si la gratuité de l'enseignement en médecine ne sera point suivi de trop d'inconvéniens pour le public.

Sans doute, l'intérêt d'une nation exige qu'un certain nombre d'individus acquière telles ou telles dispositions du corps, et telles ou telles connoissances; conséquemment la nation doit procurer la gratuité de l'instruction et d'autres encouragemens aux élèves qui se livrent aux travaux et aux exercices nécessaires pour acquérir ces dispositions et ces connoissances.

Mais il est des arts et des sciences qui attirent un assez grand nombre d'élèves pour que ni le public, ni le gouvernement manque d'aucun des services que ces arts et ces sciences peuvent rendre.

La gratuité de leur enseignement ne seroit-elle pas inutilement onéreuse au trésor national, et la gratuité de l'enseignement de la médecine n'entraîneroit-elle pas des conséquences encore plus fâcheuses?

Examinons s'il ne se présentera pas un assez grand nombre d'élèves en l'art de guérir sans que la république se charge des frais de leur instruction, et si cette instruction ayant lieu aux frais de la république, la république en obtiendra de bons ou de mauvais résultats.

Le jeune homme né avec un patrimoine qui a permis de soigner sa première éducation, de manière à donner à ses facultés intellectuelles le plus heureux développement, s'il se sent attiré vers des objets qui exigent la pénétration de l'esprit; que peut-il faire de plus conforme à son amour-propre et à ses autres intérêts que de faire valoir tous ses avantages pour exceller dans la science qui lui promet le plus de succès? Mais nous ne devons parler que de la médecine.

Certes, l'étude de l'art de guérir exige des

travaux qui ne doivent jamais cesser. La connoissance entière de l'homme et celle des choses et des modifications qui lui sont salutaires ou nuisibles, offrent à l'entendement des objets singulièrement variés, infiniment intéressans et multipliés; mais heureusement la passion pour l'étude augmente par l'inquiétude même que fait éprouver l'idée de ne pouvoir tout apprendre.

Et si la pratique de la médecine assujétit à des fatigues, demande souvent une grande attention, offre des cas qui donnent de la perplexité, et nous constitue les témoins des phénomènes qui annoncent et accompagnent la destruction de l'homme; rappelons-nous que les extrêmes se touchent. Quel *art*, quel *pouvoir*, plus que la médecine, peut exercer une influence bienfaisante sur la nature humaine? La médecine veille à la conservation de l'homme, même avant sa naissance; elle ne cesse de le protéger dans la plupart des circonstances, où il est exposé à la douleur et à quelque danger; elle peut faire mieux, souvent elle l'en préserve.

Plus l'esprit humain s'avancera, plus aussi les vrais savans seront environnés d'estime et de bienveillance; ainsi la France constituée selon les principes du systême social, n'aura point à craindre que les sciences et les arts soient négligés chez elle. Cette émulation qui honore les individus, et rend des services inappréciables à la patrie, va s'y nationaliser pour jamais, par cela même que *l'égalité en droits* y anéantira toute prérogative de faveur et d'usurpation. Non, la France ne manquera point de jeunes gens, que les dons de la nature et de la fortune rendront aptes aux conceptions les plus transcendantes, et aux fonctions les plus délicates.

Disons maintenant en quoi l'enseignement gratuit de la médecine peut devenir fâcheux et dangereux.

Certainement, l'étudiant qui sera né avec d'heureuses dispositions et avec assez de patrimoine pour en favoriser le développement, rendra des services moins équivoques à ses concitoyens, que celui qui, bien que doué d'une organisation aussi bonne, aura, pour cultiver ses talens, rencontré des obstacles dès sa première jeunesse : mais que sera-ce si à l'ignorance d'un prétendu médecin se joignent des embarras qui naissent des besoins domestiques ?

L'expérience a appris que la plupart des jeunes gens, qui malgré l'absence d'une fortune convenable, se sont faits *médecins*, ont été très-malheureux pour leur compte au moins.

Mais de ce que tout enseignement ne sera point gratuit, le public ne sera point privé des avantages qu'auront à lui procurer de rares talens. La nation Française, en fondant des *bourses*, donnera une éducation suivie et capable de favoriser le plus heureux développement, aux adolescens dont les facultés intellectuelles annonceront des dispositions qui promettront des succès brillans et utiles.

Concluons que pour obtenir de la médecine tous les avantages possibles, il faut que l'enseignement soit complet, excellent dans toutes ses parties, et que les élèves possèdent les qualités préalables, à l'aide desquelles ils puissent bien profiter des leçons des professeurs.

Perfectionnement des médecins et de la médecine.

Sans la réciprocité des secours, nous n'obtiendrions pas les avantages que nous procure l'industrie de tous.

Non-seulement les facultés sensitives, mécaniques et intellectuelles de l'homme sont bornées, et successivement affaiblies par le cours même de la vie; mais l'organisation de chaque individu lui refuse l'ensemble des dispositions nécessaires pour se servir de ses forces mécaniques et intellectuelles indistinctement à tous les usages.

Sans doute à l'aide d'une éducation républicaine, à l'aide d'une instruction qui apprend à chacun ce que nul ne peut ignorer sans porter dommage à soi et à autrui; les hommes dans leur presque totalité, peuvent s'affranchir des préjugés anti-sociaux, et acquérir les connoissances nécessaires pour se former des idées exactes et complètes sur leurs devoirs, sur les principes et sur les motifs dont ces devoirs dérivent; conséquemment sur les avantages que tous les hommes se procurent en obéissant aux lois dictées par la PLEINE RAISON : mais nul d'entre nous n'acquerra jamais une instruction assez solide et assez étendue pour en toutes les occasions de sa vie, se passer des connoissances d'autrui.

C'est sur-tout en cas de maladies que la justesse de cette réflexion se fait sentir, et s'il est un art qui puisse surveiller l'organisation individuelle de l'homme, augmenter les jouissances dont elle nous rend susceptibles, retarder, même réparer les dérangemens auxquels elle est exposée par des accidens dont quelques-uns sont inévitables; il nous reste vraisemblablement une immensité de choses à faire.

Les hommes, en général, manquent des notions élémentaires les plus essentielles à la conservation de la santé, et parmi ceux mêmes qu'on appelle *médecins*, tous ne sont pas absolument libres de préjugés : il en est moins encore qui possèdent l'ensemble des connoissances appartenantes à leur art; voilà pourquoi, quand plusieurs ont un jugement à porter sur quelque maladie, il y a souvent de la diversité dans les sentimens sur le caractère de cette maladie, ainsi que sur les indications à remplir et sur les moyens à employer.

Les êtres animés ne seroient-ils point développés, conservés, altérés et détruits d'après des lois dépendantes de leur organisation? ou ces lois seroient-elles inextricables? Un esprit pénétrant et exercé ne saura-t-il point les étudier assez bien pour arriver à la connoissance de leurs principes et de leurs moyens d'exécution? Encore dans cette hypothèse faudroit-il prendre des mesures pour limiter les funestes effets de l'inquiétude et de la crédulité des malades, ainsi que de l'ignorance et de la présomption des médecins : car la superstition en affaires de médecine s'usera la dernière; elle subsistera lorsqu'il ne sera plus question des autres foiblesses de l'esprit humain, que dans l'histoire.

Mais qu'il nous soit aussi permis de supposer que si les lois de l'économie animale paroissent étonnantes dans leurs résultats; les résultats n'en dérivent pas moins de causes dont l'action est nécessairement invariable, et que ces causes ne nous restent cachées que par notre faute.

De ce que l'esprit humain n'a pas encore cessé de se balloter dans le cercle des illusions, jusqu'à ce que fortuitement il ait été poussé vers l'invention d'un procédé heureux, ou jusqu'à ce que la succession des événemens l'ait fixé sur des objets qui par leur importance, auroient dû avoir attiré son attention bien plus tôt; nous est-il défendu d'espérer que ce qu'il y a d'obscur, de vague, de perplexe dans la médecine, ne dépende que d'obstacles qui ne seront pas toujours insurmontables.

Que la médecine puisse faire des progrès, ou qu'elle soit condamnée à demeurer dans son imperfection; toujours faut-il que le genre humain profite de ses bienfaits, quelques minces qu'ils soient, et ne se ressente que le moins possible de l'insuffisance et des erreurs du médecin.

Essayons de nous former une idée des causes qui

qui ont entravé la médecine, perverti ou fait négliger ses meilleurs préceptes. Rappelons-nous d'abord ce qu'étoit la médecine avant HIPPOCRATE; nous verrons ensuite si, pour la porter à son plus haut degré d'utilité, nous aurons autre chose à faire qu'à revenir sur la voie que ce grand homme avoit tracée, et à ne nous en écarter jamais.

Parmi les fables que nous tenons de l'antiquité sur ESCULAPE et les autres *Dieux médecins* (*), on trouve de quoi se persuader qu'entre différentes tentatives que les premiers hommes ont faites pour se garantir ou se délivrer des maladies, la saignée et la purgation ne leur étoient pas inconnues : mais on n'y aperçoit aucun indice pour en déterminer l'usage. Il est constant que PYTHAGORE, ALCMOEON, DÉMOCRITE, PLATON et ARISTOTE ont

---

(*) CHIRON le Centaure, d'après quelques historiens, avoit une école, d'où sortit un bon nombre *d'officiers de santé*, tels que HERCULE, JASON, THÉSÉE et ACHILLE. Dans les montagnes des *Alpes* et des *Pyrénées*, il y a beaucoup de professeurs de la force de CHIRON. Il se peut que leurs troupeaux se trouvent bien de leur savoir faire : mais l'art de guérir les hommes ne lui doit pas plus ses progrès, que la civilisation ne doit les siens aux prédictions de MATHIEU LANSBERG et aux sermons du petit père ANDRÉ.

disséqué des animaux dans l'intention de faire des recherches sur les causes des maladies, et cependant c'étoit sans aucuns principes fondés sur les résultats de l'expérience qu'on continuoit à faire les essais pour secourir les malades. C'est HIPPOCRATE qui le premier a conçu que, pour apprendre à connoître le vœu de nature ou irritée, ou défaillante, il falloit commencer par apprendre à l'interroger avec prudence, avec adresse, avec sagacité.

Et c'est parce qu'il a suivi avec persévérance un plan d'observations à-la-fois si simple et si ingénieux, que HIPPOCRATE a pu établir les règles les plus générales; et une expérience décisive, une expérience de plus de deux mille ans les a confirmé.

S'il est un moyen de diminuer encore les incertitude d'un art aussi hasardeux et important que l'art de guérir ; certes, c'est celui de favoriser, d'assurer le succès des plus heureuses dispositions à étudier la *matière animée*, à méditer ses lois, à observer, à calculer ses efforts et ses ressources.

Ici, en mettant à part les malheurs que les guerres et les autres accidens mémorables appartenans à la déraison du genre humain ont fait se succéder au dommage des sciences, il convient d'entrer dans quelques détails sur les causes qui, après avoir détérioré la médecine *expérimentale et rationnelle*, si heureusement cultivée par HIPPOCRATE, ont depuis tant de siècles suspendu ses progrès.

Citons l'historien le plus exact, DANIEL LECLERC.

« La seconde partie (de l'histoire de la médecine) nous fait voir la médecine sous une face toute autre que celle qu'elle avoit auparavant. On y trouve premièrement des médecins, dont le chef s'appeloit CHRYSIPE, qui, à force de raisonner ou de philosopher (*), ont condamné la saignée et la purgation. On y découvre en second lieu un grand progrès de l'anatomie par les soins d'HÉROPHILE et d'ÉRASISTRATE, qui ont eu plusieurs sectateurs, et qui ont aussi abandonné la pratique des anciens. Ensuite viennent des médecins qu'on a

(*) L'abus du mot *philosophie* occasionne trop de bévues pour ne pas réformer cet abus. Notre historien eût exprimé précisément ce qu'il vouloit dire, s'il eût employé le mot *systématiser* au lieu de celui *philosopher*, et le mot *systême* au lieu de celui *philosophie* : car, d'après le sens du mot *philosophie*, il ne peut y en avoir plusieurs, elle est une; tandis que le nombre des systêmes est indéfini, et que les systêmes peuvent être incohérens, incomplets, ou complets et parfaitement co-ordonnés.

appelés *empiriques*, qui, fatigués des grands raisonnemens des autres, affectent de ne suivre que l'expérience sans vouloir rendre raison d'aucune chose, ni chercher en aucune manière les causes des maladies, ou l'effet des remèdes. Les choses ayant duré quelque tems en çet état, Asclépiade paroît sur la scène, qui introduit de nouveau la philosophie dans la médecine : mais une philosophie qui n'avoit pas encore servi à cet usage; c'est celle de Démocrite, ou d'Epicure, par laquelle le même Asclépiade renverse tous les principes d'Hippocrate, en même tems qu'il terrasse les *empiriques*. Les malades n'entendent alors parler que d'*atomes et de pores*, de *petits corps de différentes grosseurs*, de *passages bouchés ou resserrés*, de *passages trop ouverts* ou *relâchés* : mais cette manière de traiter la médecine, n'ayant pas été à la portée de tout le monde, Themison, disciple d'Asclépiade, entreprend de la rendre plus aisée; il ne retient de tout le systême de son maître que ce qui concerne le *resserrement et l'ouverture des passages*. Il réduit toutes les maladies en deux genres, le genre *resserré* et le genre *relâché*, et ne reconnoît par conséquent que deux sortes de remèdes; les uns pour resserrer et les autres pour relâcher, sans vouloir raisonner sur la manière, ou sur les causes de ce resserrement ou de ce relâchement, qu'il se contentoit de connoître par leurs effets. Cette nouvelle médecine qu'on nomma la *méthodique*, et qui tenoit un milieu entre l'*empirique* et la *rationnelle*, se trouva du goût d'un grand nombre de médecins, par la facilité qu'il y avoit à l'apprendre. »

La secte des MÉTHODISTES prédomina jusqu'à l'époque où les médecins Arabes l'éclipsèrent. Nous devons à ceux-ci plusieurs médicamens dont les *Grecs* n'avoient point parlé. Les Arabes ont encore rendu service à la médecine en faisant une description exacte de quelques maladies; et quoiqu'ils n'eussent que dépouillé les Grecs, quant au fond, cela n'a pas empêché que, pendant trois à quatre siècles, ils ne les aient presque effacés, et qu'en Europe, depuis la première Croisade, on n'ait lu, ni en particulier, ni en public, que les médecins Arabes : mais la réputation d'AVICENNE, de MEZUÉ et des autres auteurs Arabes, n'a pas tenu contre les violentes attaques d'ARNAUD DE VILLENEUVE, de RAYMOND LULLE, de BASILLE VALENTIN, et d'autres alchimistes, qui écartèrent non-seulement les Arabes, mais en même tems les Grecs auxquels on commençoit à revenir. PARACELSE, le plus extravagant de tous les adeptes, voulut même établir une médecine toute nouvelle; pour y réussir, il réacrédita les plus vieilles rêveries par des contes de son invention, et dont il faisoit passer les plus révoltans pour des *révélations*.

Depuis PARACELSE jusqu'à nos jours, la médecine a été alternativement ou tout à-la-fois défigurée par l'application des systêmes *corpusculaires*, *alchimiques*, *magiques*, *cabalistiques*, *psycologiques;* même par l'application indiscrète des sciences physiques.

Cet exposé, quelque court qu'il soit, suffit à notre dessein.

Quoique pendant les siècles qui ont précédé celui de HIPPOCRATE on eût usé de différens moyens dans l'intention de secourir les malades, il nous est démontré que l'art n'existoit point; il n'avoit aucun principe.

Même depuis que la seule bonne méthode d'en établir a été transmise par HIPPOCRATE, les progrès auxquels elle devoit conduire, ont sans cesse été contrariés ou par la légèreté, ou par la mauvaise foi des uns et des autres, ou par l'insuffisance et l'inconséquence de tous.

Des esprits impatiens et faux ont mieux aimé céder aux écarts de leur impétueuse imagination que de recueillir des faits, les examiner sous tous les rapports, n'en tirer des inductions qu'avec assez de réserve pour ne point entraîner dans de nouvelles erreurs, pour ne point transformer l'ignorance en ce qu'il y a de pire, en un *faux savoir:* ainsi, et cela jusqu'à présent, dès que quelques idées nouvelles en *mécanique*, en *chimie*, en *mathématiques*, étoient devenues à la mode, aussitôt des hommes hardis et peu délicats se hâtèrent d'en faire des applications à l'art de guérir, et de bâtir des systêmes quelquefois brillans, mais toujours insidieux et perfides. Des personnages même grotesques, lourds, fanatiques, sont parvenus à se rendre fameux, à s'insinuer avec une extrême facilité dans des cerveaux ou exaltés, ou foibles, et à faire pratiquer les choses les plus bizarres, les plus fantastiques, les plus extravagantes; et chez toutes les nations, la disposition des esprits a été si humiliante (*), que l'*astrologie*, la *chiromantie*, la *magie* ont généralement occupés les têtes, et qu'il n'y avoit pas de prétexte à

(*) Pline a dit : *Majorem fidem homines adhibent iis quœ non intelligunt*. Buffon applique la même senla faveur duquel les fripons en imposassent plus à leur aise.

Le même siècle qui devoit préparer tous les moyens d'avancer la civilisation, est aussi celui qui a produit le plus habile précepteur du genre humain, le prince des moralistes, MOLIÈRE.

Les médecins furent des premiers à mettre ses leçons à profit, et ils eurent bientôt écarté d'eux le ridicule; mais la médecine elle-même ne se perfectionna que trop lentement chez une nation qui se méprenoit sur ses plus grands intérêts, et dont le gouvernement, familiarisé avec des expédiens pernicieux, étoit toujours pressé par les besoins du moment.

La succession de folies, de déréglemens et de fléaux qui sous d'innombrables rapports, a dans tous les âges du monde, contrarié les sciences en général, et plus particulièrement l'art de guérir, commande des réflexions qui donnent un vif sentiment de l'importance de l'instruction, et conduisent au vrai mode d'en·

---

tence à son siècle : *Le préjugé, sur-tout celui qui est fondé sur le merveilleux, triomphe de la raison.*

seignement, à cet enseignement qui, par la destruction prompte et finale des préjugés, doit par-là même assurer l'avancement des sciences et l'éterniser.

Nous qui n'ignorons point d'où partoient les écarts de nos aïeux et de nos contemporains, nous devons, non-seulement nous abstenir d'en faire du même genre, mais nous devons être assez circonspects pour ne pas donner lieu à aucune erreur nouvelle.

Nous n'avons plus, il est vrai, à nous tenir en garde contre des systêmes auxquels il seroit aujourd'hui trop honteux de s'attacher : mais nous ne devons jamais oublier combien il y a de facilité et de danger à abuser de deux moyens, faute desquels cependant, il n'y a point en aucune science d'avancement à espérer, *l'expérience* et le *raisonnement.*

Pénétrons-nous d'une vérité, qui ne sauroit être trop sentie, et spécialement par les médecins; c'est qu'il faut se mefier du raisonnement, toutes les fois qu'il manque quelque renseignement sur l'affaire que pourtant il s'agit de décider; et l'on voit que cette considération augmente le nombre des cas de la *médecine expectante.*

Oui, c'est le défaut du total des renseignemens qui fait que même en partant de l'expérience, il reste si souvent douteux que le raisonnement soit exact; car parmi plusieurs causes qui concourent à produire un effet, le défaut de connoissances, ou d'attention en un point, suffit pour enfreindre la justesse de l'induction. Les erreurs en médecine devoient donc d'abord être très-fréquentes, même de la part des esprits les plus pénétrans et les plus attentifs; elles le seront toujours de la part des esprits gauches ou superficiels.

Et si c'est dans le traitement des maladies chroniques que l'art est le moins avancé, c'est qu'il s'agit de combattre des préjugés consacrés par l'usage, et il faut avoir fait une étude particulière, qui demande plusieurs années d'observations et de travaux auxquels les médecins les plus capables de faire des recherches heureuses, ne se livroient guères.

Me sera-t-il permis de citer un exemple qui m'est personnel?

Si, d'après une invention dont le mérite appartient à mon père, j'ai présenté une doctrine qui rend la guérison des hydropisies moins rares, si même elle a répandu un nouveau jour sur quelques autres maladies de langueur, et si elle a réveillé l'attention des médecins sur le danger des erreurs qui dérivent des autorités admises sans un examen bien approfondi ; ce n'est qu'après avoir, pendant plusieurs années, lutté contre les efforts de la prévention.

Dieu merci, il n'y aura plus en France de corporation qui ose crier à l'insulte, parce qu'on auroit démontré qu'elle a méconnu le bon sens.

Ce fut à l'occasion de mes deux lettres à M. BOUVART (*), que des préjugés cédèrent à l'évidence, et que cependant je devois encourir la censure d'une des premières *Facultés* de l'Europe (**).

(*) *Voyez* Journal de Médecine, volume LVII, pages 3 et 97.

(**) La menace qui me fut faite à la *Faculté*, avoit déterminé M. LEPREUX à m'en donner avis. Je joins ici sa lettre ; les événemens l'ont rendue encore plus piquante.

« Un orage violent s'élève contre vous, monsieur l'anti-chevalier (*) : vous osez attaquer M. BOUVART ! On crioit dans la dernière assemblée *tolle, tolle, crucifigatur.* Votre lettre a été dénoncée comme un libelle attentatoire, non-seulement à la réputation de M. BOUVART ; mais encore au droit que chaque médecin a de tuer impunément dans son petit district, sans rendre de compte, comme les rois, qu'à Dieu

(*) BOUVART étoit chevalier de l'ordre de Saint-Michel.

J'avois contre moi l'autorité des auteurs, dont les écrits sur l'hydropisie passoient pour des chefs-d'œuvres, celle d'une pratique de tout tems généralement suivie, et la malveillance de ces esprits qu'offensent les succès qui ne leur appartiennent pas ; mais j'avois de mon côté le raisonnement et l'expérience, et j'étois secouru par les médecins Français et étrangers, qui ne juroient point *in verba magistri.*

Au moment d'être accablé par le poids de la haute réputation que Bouvart s'étoit acquise par de grands talens, et aussi par son caractère indomptable ; je me suis décidé à

---

seul. On vouloit délibérer sur le genre de peine que méritoit l'énormité de votre délit. J'ai représenté qu'on n'étoit point convoqué *ad hoc*, et votre supplice n'est que différé. Venez à la première assemblée avec une recrue d'amis, et tâchez d'obtenir une absolution. Ce mot a l'air de vous fâcher ; je vous vois prendre un ton de dignité, et dire comme le chancelier de l'Hopital, dans des circonstances à la vérité plus critiques : *Je ne crois pas avoir rien fait qui méritât le pardon.* Quoi qu'il en soit, monsieur, préparez de bonnes défenses ; la multitude est toujours à craindre, et ne perdez pas de vue cet axiome (car je suis un autre *Sancho Pança* pour les moralités) : *l'amitié dort souvent, la haine veille toujours.* Je suis en dépit de votre crime, votre ami. Ce 5 janvier 1782. »

faire justice de ses erreurs, de son entêtement et de son orgueil, en les traduisant au tribunal du public, juge impartial, quand il peut être assez éclairé.

Le succès de mes deux lettres m'a dédommagé de soins que je m'étois donnés. Elles ont mis le public en état d'apprécier la solidité, ainsi que les avantages des principes que j'avois intention d'établir, et c'étoit le vrai moyen de les faire bientôt adopter par les médecins en général. Ils ont enfin reconnu l'origine, les prétextes, l'inutilité et le danger de la pratique ordinaire dans le traitement des hydropisies; ils ont reconnu qu'à l'égard de ces maladies, les véritables indications avoient été presque toujours mal saisies, et que la pratique avait été cruelle et malheureuse.

Cette remarque me conduit à dire un mot de ce qu'on appelle *hasard.*

Les médicamens sont employés ou empiriquement, ou même sans aucun motif valable, et comme on dit *par hasard*, ou bien d'après des indications justifiées à la fois par l'expérience et par le raisonnement; mais quelque *défaut*, ou quelque *valeur* qu'ait eu le motif de leur application, les médicamens n'agissent jamais *par hasard;* nécessairement ils sont ou inertes, ou ils produisent tels ou tels effets, d'après le concours des dispositions actuelles de l'individu.

Aussi une méthode étant perfectionnée, ou une découverte ayant lieu, le total des expériences et des raisonnemens qu'elles ont exigé, nous amène-t-il à une vérité principale; et conséquemment il sert à compléter et à justifier la théorie, en même tems qu'il assure les succès dans la pratique.

Pour arriver le plus près possible à la connoissance des causes premières, il s'agit donc d'amasser des faits, de les classer selon l'ordre le plus naturel, de les réduire à un certain nombre de faits principaux, et de les présenter avec une méthode qui donne, à la vérité, tous les caractères de l'évidence, qui annonce comme douteuses les assertions auxquelles manque la démonstration, et qui autorise les essais que des opinions peuvent permettre.

En nous résumant, nous voyons que parmi les moyens que le gouvernement peut employer pour faciliter les études en médecine, et pour écarter les incertitudes de sa pratique, il faut compter, 1°. un enseignement théorique et expérimental; 2°. les livres élémentaires; 3°. un recueil périodique qui consignera les observations les plus intéressantes et les notices de tous les ouvrages à mesure qu'ils paroîtront; c'est-à-dire un *Journal de médecine* qui, par son complément, et le mode de sa confection, remplisse à tous égards son objet; 4°. des récompenses à accorder aux auteurs des nouvelles méthodes, des travaux et des découvertes qui en un point remarquable serviront à perfectionner et l'art et les artistes.

Le plan de ce Mémoire ne m'autorise pas à entrer ici en discussion sur la méthode à employer pour faire de bons livres élémentaires; mais je dois donner une idée des avantages que peut procurer une bibliographie critique.

Voici un passage tiré des *considérations sur les mœurs*, par DUCLOS (*).

« Ce seroit un problême à résoudre que d'examiner combien l'impression a contribué aux progrès des lettres, et combien elle peut y nuire. Je demande qu'on fasse attention, que si l'mpression a multiplié les bons ouvrages, elle favorise aussi un nombre effroya-

(*) Chapitre XII.

ble de traités sur différentes natures, de sorte qu'un homme qui veut s'appliquer à un genre particulier, l'approfondir et s'instruire, est obligé de payer à l'étude un tribut de lectures inutiles, rebutantes et souvent contraires à son objet. Avant que d'être en état de choisir ses guides, il a épuisé ses forces. »

« Je rappellerai donc à cet égard, ce que j'ai déjà avancé sur l'éducation, que le plus grand service que les sociétés littéraires pourroient rendre aujourd'hui aux lettres, aux sciences et aux arts, seroit de faire des méthodes et de tracer des routes qui épargneroient du travail des erreurs, et conduiroient à la vérité par les voies les plus courtes et les plus sûres. »

Si une *bibliographie*, si un recueil de notices des livres qui ont paru jusqu'à présent, et des livres qui se publient journellement, est utile à tous les savans; les médecins qui doivent leurs premiers soins aux malades, et qui ne peuvent destiner qu'une partie de leur tems à l'étude, ont particulièrement à desirer que toutes les notices des ouvrages qui les intéressent, soient réunies en un même recueil.

Cependant ce moyen de faciliter les études

et

et les recherches a été, jusqu'à nos jours, scandaleusement négligé ou perverti.

Ici je dois encore citer un Mémoire que j'ai inséré dans le *Journal de médecine*, volume LXXXII, page 11 et suiv.

« Remontons à l'origine du *Journal de médecine* qui date de juillet 1754. C'est en 1758 que dans ce journal on a commencé à rendre compte d'un petit nombre de livres nouveaux ; encore ces annonces avoient plutôt pour objet de faire vendre ces livres par quelques libraires, que de les faire connoître par une analyse bien faite. »

« On a aussi annoncé, et on continue d'annoncer, des livres de médecine dans la plupart des feuilles périodiques ; mais les extraits de ces livres sont fournis par les auteurs, et admis sans réserve par les journalistes, qui étrangers à la médecine ne peuvent apprécier ni le livre, ni le compte qui en est rendu. Il arrive de là, que les journalistes publiant les extraits qu'on leur donne, confondent, sans le vouloir, l'ouvrage d'un homme de mérite avec celui d'un charlatan, et qu'ils distribuent des éloges à l'un comme à l'autre. Cette odieuse complaisance facilite les entreprises d'hommes, qui craignent peu le blâme des juges compétens, pourvu que d'ailleurs ils obtiennent des succès qui les mettent en possession de disposer de la crédulité du public. »

« Plus une bibliographie médicale intéresse l'art de guérir, plus il faut apporter d'attention et de soins au travail qu'elle exige pour donner une idée exacte de ce que les livres nouveaux contiennent de bon, d'incertain, d'inutile ou de dangereux. Une telle bibliographie communiquera promptement les découvertes faites chez l'étranger, et invitera à faire la traduction des ouvrages qui méritent cet honneur. Elle procurera d'autres avantages; elle empêchera qu'on ne regarde comme une découverte, ce qui auroit déjà été publié dans les siècles passés, et pour citer un exemple récent (*), si nous avions eu connoissance des écrits de Wirdig, de Maxuel, de Santanelli, de Robert Flud, de Tenzelius, ni Mesmer, ni Cagliostro, n'eussent pu répandre en France, une contagion dont le gouvernement dût enfin arrêter les progrès. »

« Nous serons attentifs à rétablir l'ordre chronologique des *systêmes incohérens*, des *secrets*, des *merveilles*, à mesure que des imposteurs modernes les reproduiroient; mais

(*) Cet article a été fait en 1785.

nous serons encore plus empressés à rendre hommage aux savans qui auroient des découvertes à communiquer, ou qui attireroient l'attention sur des choses utiles, que la légèreté ou l'inconséquence ont fait tomber dans l'oubli. »

Une bonne bibliographie des livres anciens et nouveaux serviroit donc infiniment à l'instruction des médecins, et l'on n'a plus besoin de prouver qu'un recueil complet d'observations choisies, concourroit à faciliter et à assurer leurs succès dans la pratique.

Mais la difficulté de trouver dans une collection ce qu'il faut y chercher, augmentant à proportion du nombre des volumes, toutes les collections perdent de leurs avantages, à mesure même que devenant plus considérables, elles devroient devenir plus utiles. Cette réflexion m'a conduit à l'idée d'une *table* qui pût écarter un si fâcheux inconvénient.

Les ordres *méthodique* et *alphabétique*, employés selon mon plan, rapprochent les matières qui s'appartiennent, les rangent dans la classe où elles doivent se présenter, fixent l'attention sur chacune d'elles, et font au premier coup-d'œil, trouver celles dont on a besoin.

Ces *tables* par ordres *alphabétique* et *mé-*

thodique procurent d'autres avantages. Elles rejettent tout double emploi ; elles excluent les *hors-d'œuvres*; elles ne tolèrent point les classifications vicieuses ; elles rassemblent, comme spontanément, tous les objets relatifs à celui dont le lecteur s'occupe, et force son attention à les saisir tous. Enfin, pour tout dire, elles fournissent un expédient facile de rapporter au premier texte les supplémens que l'acquisition des connoissances nouvelles commande, et ainsi même elles assurent la jouissance la plus prompte des unes et des autres (*).

Cette méthode de faire des *tables*, réunissant ainsi tous les avantages desirables, est un instrument des plus aptes à avancer les sciences, à en faciliter l'étude et la pratique. Ces *tables* une fois adoptées par les savans et par les artistes, deviendront elles-mêmes un indicateur général, prompt et fidèle de toutes

---

(*) J'ai consigné dans le Journal de médecine, vol. LXXXII, page 383 et suiv., le plan et la méthode pour faire des tables, qui, dans quelque collection que ce soit, puissent faire trouver dans l'instant même, non-seulement l'article qu'on cherche, mais encore l'ensemble de tout ce dont il importe de saisir les rapports.

les productions du génie, de ses découvertes et de ses ressources. Chaque savant, chaque artiste est intéressé de pouvoir à volonté jouir des possessions communes à tous : mais ce sont les médecins qui sentent le plus vivement le prix d'un tel avantage. Combien n'est-il pas important quand le salut du malade dépend de la promptitude du renseignement, de pouvoir dans l'occasion même rectifier son jugement, et suppléer au défaut de sa mémoire ?

Nous ne terminerons point cet article sans faire remarquer que pour créer un assez grand nombre de vrais savans, les environner d'estime et de bienveillance, il s'agit de communiquer au public lui-même le goût et les élémens des sciences et des arts.

Certes (et qui ne le pense pas ?) pour être exercés avec succès, les sciences et les arts exigent une aptitude spéciale, des connoissances et des talens, qui ne peuvent s'acquérir que par des travaux long-tems suivis, et un zèle à l'épreuve des difficultés : mais il suffit d'une conception, dont les hommes sont généralement doués, pour qu'à l'aide de la lecture de bons écrits, ils puissent acquérir des notions qui les empêchent d'être étrangers à une science. Un bon esprit et une éducation soignée, suffisent pour se procurer des idées exactes sur le pouvoir et les bornes de la médecine, et si de telles dispositions ne permettent pas d'apprécier, sous tous les rapports, le savoir et le mérite d'un médecin, elles serviront immanquablement à démasquer ces hommes qui se disent médecins, qui néanmoins ne sont que des ignorans, et sans doute, c'est une chose à ne pas négliger.

Plus il importe au public d'acquérir des notions élémentaires en médecine, plus les médecins doivent être attentifs à présenter ces notions avec clarté : alors un lecteur accoutumé à réfléchir, ne sera plus arrêté que par des mots, avec lesquels il n'est point familiarisé ; mais dans ce cas même, si un *vocabulaire* lui donne l'explication de ces mots, il pourra suivre et apprécier le raisonnement.

Profitons de la disposition actuelle des esprits ; généralement aujourd'hui, ils sentent l'importance de fixer la valeur des *mots*.

Ayons assez de mots pour rendre toutes les idées, n'en employons aucun, à moins de lui attacher un sens clair et précis, et il faudra bien que l'empire de l'évidence succède à celui des opinions.

Les médecins arriveront en peu d'années à une découverte qui écartera de la médecine la plupart des incertitudes, si les moyens dont nous venons de nous occuper, sont adoptés.

Surveillance sur les moyens de salubrité publique, ainsi que sur ceux à employer dans les épidémies et dans les cas d'accidens imprévus.

La médecine, lors même qu'elle est privée de tout appui du gouvernement, peut cependant rendre individuellement des services inappréciables; mais dans les cas où il importe qu'elle agisse à la fois sur un grand nombre d'hommes, par exemple, lorsqu'il faut garantir une ou plusieurs contrées de l'invasion d'une maladie, ou les en délivrer; dans ces cas la médecine ne peut devenir efficace que par l'intervention du gouvernement.

Pour que le gouvernement obtienne de la médecine des services qu'il peut en attendre dans tous les cas, sur lesquels il lui convient de porter sa sollicitude, il s'agit d'établir un *bureau de médecine*, lequel seroit en relation avec l'agence des hôpitaux, entretiendroit avec tous les médecins employés dans les départemens des ministres et de l'intérieur, et de la guerre et de la marine, une correspondance concernant la salubrité générale et locale, concernant les pharmacies, l'instruction des sages-femmes, la réformation des abus et les avis à communiquer au public sur les moyens par lesquels chacun pourra lui-même se garantir de maladie, et porter des secours dans les cas d'accidens subits.

Service des hôpitaux.

Sans administration et sans police, la médecine seroit au moins inutile dans les hôpitaux; mais c'est à elle à indiquer et les choses matérielles nécessaires, et le meilleur ordre de police.

L'administration, la police, la médecine doivent donc concourir simultanément au bien du service; conséquemment il convient que leurs bureaux soient réunis et ne forment qu'une seule et même agence.

Toute amélioration, à laquelle des vues de salubrité, d'uniformité et d'économie doivent conduire, ne s'opérera-t-elle pas plus promptement, si les hôpitaux civils, ceux de la guerre et de la marine, sont dirigés par une seule et même agence?

Les chefs de cette agence ayant des délibérations communes et journalières ; les décisions qui en émaneront, étant expédiées de concert, ce mode de travail, en même tems qu'il fera éviter les embarras et les lenteurs qu'entraînent les discussions lorsque les demandes et les avis passent d'un bureau à d'autres, facilitera et abrégera la correspondance.

L'agence des hôpitaux publiant chaque année les résultats de sa gestion pendant l'année précédente, les *comptes rendus* deviendront pour les administrateurs qui auront bien mérité de l'humanité, des titres à l'estime de tous les Français et des modèles à suivre pour tous les peuples civilisés.

On a écrit beaucoup et d'excellentes choses sur les hôpitaux. Je puis me dispenser d'entrer dans les détails du service ; il suffit ici de faire remarquer que si ce service ne s'est jamais fait d'une manière conforme à son objet, ce n'étoient point les connoissances qui manquoient, mais les intentions d'agir dans le sens de l'institut.

Corollaires.

Nos espérances quant aux progrès de la médecine, quelque fondées qu'elles soient, dussent-elles ne point se réaliser, la médecine seroit toujours un besoin pour l'homme. Elle ne peut lui être indifférente ; il faut qu'elle lui soit funeste où propice.

Il importe de cultiver un art qui guérit plusieurs maladies, qui même en beaucoup d'occasions, peut écarter leurs causes.

L'humanité, l'amitié, la tendresse, invoquent la médecine en tout lieu et à tout instant.

Et si pour étendre ses bienfaits sur un grand nombre d'hommes à la fois, la médecine réclame l'intervention du gouvernement, le gouvernement qui saura le premier, obtenir de la médecine les avantages qu'elle peut procurer, fera admirer à l'univers sa supériorité en sagesse et en puissance.

P. S. Germinal an XI.

Ce Mémoire a été fait il y a sept ans. L'état actuel des écoles de médecine, l'enseignement de toutes les sciences, et les progrès du bon sens chez le peuple lui-même, attestent que je n'étois pas dans l'illusion, lorsque dans les tems les plus horribles, je concevois un ordre de choses, qui bientôt autoriseroit la France et l'Europe à achever leur civilisation.

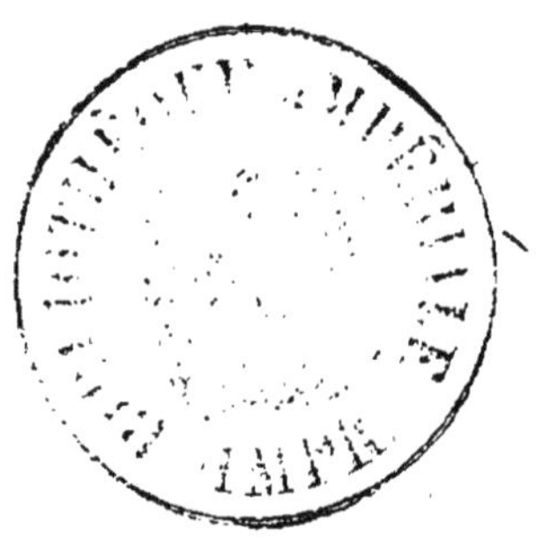

FIN.

www.ingramcontent.com/pod-product-compliance
Ingram Content Group UK Ltd.
Pitfield, Milton Keynes, MK11 3LW, UK
UKHW020218200726
13856UKWH00004B/1470